T0162630

PALABRA
ENCONTRAR

(SPANISH MEDICAL WORD FIND)

ANNIE MACKLIN

Order this book online at www.trafford.com
or email orders@trafford.com

Most Trafford titles are also available at major online book retailers.

Printed in the United States of America.

ISBN: 978-1-4669-6263-7 (sc)
ISBN: 978-1-4669-6262-0 (e)

Trafford rev. 10/09/2012

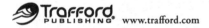

www.trafford.com

North America & international
toll-free: 1 888 232 4444 (USA & Canada)
phone: 250 383 6864 ♦ fax: 812 355 4082

Médico Español Palabra Encontrar
(SPANISH MEDICAL WORD FIND)

L	A		B	I	L	I	S	X	X	X	E
X	X	X	X	X	X	X	X	X	X	X	L
L	U	M	B	A	R	X	X	X	O	X	
X	X	X	X	X	X	X	X	I	V	E	N
Y	L	A		A	N	E	M	I	A	X	E
N	P	X	X	X	X	X	X	X	X	X	R
O	X	U	X	X	X	C	X	A	X	X	V
T	X	X	B	X	X	X	I	X	X	X	I
A	N	O	X	I	A	C	X	T	X	X	A
X	X	X	X	X	S	X	X	X	O	X	X
X	X	X	R	A	J	O	R	R	A	X	X
X	X	X	F	X	X	X	X	X	X	X	X

LA BILIS	NEVI	FASCIA
PLEURA	ATONY	ARROJAR
OVA	PUBIS	EL NERVIA
LUMBAR	ANOXIA	LA ANEMIA

Médico Español Palabra Encontrar
(SPANISH MEDICAL WORD FIND)

E	L		C	Á	N	C	E	R	X	X	X
X	A	P	I	L	X	X	X	X	X	X	X
X		X	X	X	X	X	X	E	X	X	X
X	M	A	T	E	R	N	A	L	X	X	X
X	O	X	X	X	X	X	A		X	L	X
X	R	X	X	S	X		X	M	X	I	X
X	G	L	X	T	B	X	X	U	X	N	X
X	U	A	X	O	X	X	X	S	X	E	X
X	E	S	C	M	X	R	A	L	E	S	X
X	X	A	X	A	X	X	X	O	X	X	X
X	X	N	X	X	X	X	X	X	X	X	X
X	X	X	X	X	X	X	X	X	X	X	X

EL CANCER	RALES	SENIL
LA MORGUE	EL MUSLO	LIPA
MATERNAL	PÁLIDO	NASAL
LA BOCA		STOMA

2

Médico Español Palabra Encontrar
(SPANISH MEDICAL WORD FIND)

L	A		M	U	E	R	T	E	X	X	X
A	X	X	X	X	X	X	X	X	X	X	X
	X	X	X	X	V	I	R	U	S	X	X
C	X	X	X	X	O	X	S	X	K	X	X
R	X	E	L		C	Ó	C	C	I	X	X
E	X	X	X	X	I	X	A	Ó	N	X	X
M	L	X	X	X	R	X	R	D	X	X	X
A	X		X	X	É	X	X	I	X	X	X
C	X	X	P	X	T	X	X	G	X	X	X
I	X	X	X	I	N	X	X	O	X	X	X
Ó	X	C	O	J	E	A	R	X	X	X	X
N	Ó	I	S	E	H	D	A		A	L	X

LA MUERTE	SKIN	EL CÓCCIX
LA CREMACIÓN	SCAR	COJEAR
LA ADHESION	EL PIE	CÓDIGO
ENTÉRICO		VIRUS

3

Médico Español Palabra Encontrar
(SPANISH MEDICAL WORD FIND)

L	A		S	A	L	U	D	X	X	X	X
X	X	X	X	X	A	X	I	L	L	A	X
X	X	X	X	X		X	X	X	X	X	X
X	X	E	L		A	C	N	E	X	O	G
E	L		P	E	N	E	X	X	M	I	X
L	X	X	X	X	E	X	X	O	R	B	X
	X	X	X	X	M	X	G	T	X	A	X
P	X	X	X	X	I		H	X	X	L	X
E	X	X	X	X	A	X	I	A	L		X
C	X	X	X	L	X	X	X	X	X	L	X
H	X	X	E	T	O	L	E		L	E	X
O	X	X	X	X	X	X	X	X	X	X	X

LA SALUD   EL ELOTE   AXIAL

LA ANEMIA   EL PENE   GIRTH

LA GOMA   EL PECHO   AXILLA

EL LABIO   EL ACNÉ

Médico Español Palabra Encontrar
(SPANISH MEDICAL WORD FIND)

E	L		L	I	G	A	M	E	N	T	O
X	X	X	A	X	X	X	X	X	X	X	N
X	X	X		X	X	X	X	X	X	X	A
X	X	E	G	X	X	X	C	X	X	X	M
D	O	L	O	R	O	S	O	X	X	X	
R	X		T	X	X	X	M	X	X	X	A
A	X	O	A	X	X	X	A	I	X	X	L
H	X	J	X	X	X	V	X	X	R	X	X
X	X	O	X	X	I	X	X	X	X	A	X
X	X	X	E	L		G	A	S	X	X	R
X	X	X	A	X	X	X	X	X	X	X	X
X	Y	S	P	O	T	U	A	X	X	X	X

AUTOPSY	LA GOTA	EL GAS
LA MANO	EL LIGAMENTO	SALIVA
EL OJO	COMA	HARD
DOLOROSO		MIRAR

Médico Español Palabra Encontrar
(SPANISH MEDICAL WORD FIND)

L	A		G	L	Á	N	D	U	L	A	M
A	X	X	X	A	F	L	U	S	X	X	U
	X	X	X		X	X	X	X	X	X	T
A	X	X	L	A	Q	U	E	J	A	X	P
B	X	S	A	N	A	R	X	X	X	X	E
R	X	E	X	A	M	I	N	A	R	X	S
A	X	X	X	T	X	X	X	X	X	X	
S	X	M	Y	O	C	A	R	D	I	A	L
I	X	X	X	M	X	X	X	X	X	X	E
Ó	X	X	X	Í	R	X	X	X	X	X	X
N	X	X	L	A		Ó	R	B	I	T	A
X	X	X	E	X	X	X	X	X	X	X	X

LA GLÁNDULA	LAQUEJA	SANAR
LA ANATOMÍA	EL SEPTUM	EXAMINAR
MYOCARDIAL	SULFA	LA ÓRBITA
LA ABRASION		EAR

MÉDICO ESPAÑOL PALABRA ENCONTRAR
(SPANISH MEDICAL WORD FIND)

E	L		P	E	R	I	N	E	A	X	X
L	X	X	X	L	X	X	X	L	X	X	A
	X	X	X		X	X	X		X	X	R
E	X	X	X	R	X	X	X	P	X	X	E
S	X	X	X	I	L	A		U	Ñ	A	C
P	X	X	X	T	X	X	X	L	X	X	L
A	X	X	X	M	X	X	X	G	X	X	U
S	X	X	X	O	X	X	X	A	R	X	
M	O	X	X	L	A		O	R	E	J	A
O	X	R	E	S	E	C	T	X	B	X	L
X	X	X	D	X	X	X	X	X	X	I	X
L	A		S	O	L	A	P	A	F	X	X

FIBER	EL ESPASMO	EL PERINEA
RESECT	LA ULCERA	EL PULGAR
SORDO	EL RITMO	LA OREJA
LA SOLAPA		LA UÑA

Médico Español Palabra Encontrar
(SPANISH MEDICAL WORD FIND)

E	L		P	U	L	M	Ó	N	X	X	X
I	N	T	U	B	A	T	E	X	X	X	X
X	X	X	X	X		X	X	X	X	X	X
X	L	A		T	O	R	S	I	Ó	N	E
X	X	X	X	X	R	X	X	X	X	X	L
G	A	S	T	R	I	C	X	X	X	X	
X	X	U	X	X	N	X	X	R	X	X	B
X	X	P	X	L	A		A	O	R	T	A
X	X		X	X	X	R	X	X	X	X	R
X	X	L	X	X	O	X	X	X	X	X	C
C	U	E	X	X	X	B	Á	S	I	C	O
X	X	X	X	X	X	X	X	X	X	X	X

EL PULMÓN	BÁSICO	GASTRIC
INTUBATE	LA ORINA	RARO
LA AORTA	EL BARCO	EL PUS
LA TORSION		CUE

Médico Español Palabra Encontrar
(SPANISH MEDICAL WORD FIND)

L	A		D	I	G	E	T	I	Ó	N	X
O	X	A	X	X	X	N	X	X	X	X	X
I	X	L	X	X	X	T	X	X	X	X	X
T	X	E	L		C	U	B	I	T	O	X
I	X	R	X	X	X	M	X	X	L	X	R
S	X	T	X	X	X	E	L		A	N	O
	X	A	X	X	X	C	X	X		X	M
L	A		N	A	R	I	Z	X	V	X	P
E	X	X	X	X	X	D	X	X	E	X	E
E	L		F	E	T	O	X	X	N	X	R
X	X	E	R	G	N	A	S		A	L	X
X	X	X	X	X	X	X	X	X	X	X	X

ROMPER   EL ANO   ALERTA

LA NARIZ   ENTUMECIDO   EL CUBITO

LA DIGESTION   LA SANGRE   EL SITIO

LA VENA   EL FETO

Médico Español Palabra Encontrar
(SPANISH MEDICAL WORD FIND)

X	E	L		T	Ó	R	A	X	X	X	X
X	L	X	X	L	A		I	N	G	L	E
X		X	X	X	X	X	X	D	X	X	L
Ü	T	X	X	X	X	X	A	X	X	M	
G	U	X	X	X	X	D	X	X	X	E	C
A	B	X	X	X	I	N	T	E	R	N	O
S	O	H	C	N	A		L	E	X	S	N
E	X	X	U	X	X	X	X	X	X	T	O
D	X		X	D	I	S	E	C	A	R	X
	A	X	X	X	X	X	X	X	X	U	X
L	X	X	X	X	X	X	X	X	X	O	X
E	L		H	O	P	I	T	A	L	X	X

LA INGLE	INTERNO	LA UNIDAD
EL ANCHO	EL HOSPITAL	MENSTRUO
EL CONO	EL DESAGÜE	DISECAR
EL TÓRAX		EL TUBO

Médico Español Palabra Encontrar
(SPANISH MEDICAL WORD FIND)

E	L		P	A	R	Á	S	I	T	O	X
E	L		P	U	L	S	O	X	X	X	X
X	X		E	L		P	E	R	O	N	E
E	X	X	Q	X	X	X	X	X	X	X	L
L	A		S	U	T	U	R	A	X	X	
	X	X	X	X	I	X	X	X	X	X	C
L	E	L		H	O	S	P	I	C	I	O
U	X	X	X	X	X	X	T	X	X	X	Á
P	E	L		O	X	Í	G	E	N	O	G
U	X	X	X	X	X	X	X	X	X	X	U
S	X	A	Í	R	O	L	A	C		A	L
X	X	E	L		C	E	R	E	B	R	O

EL QUISTE	EL PULSO	LA CALORÍA
EL HOSPICIO	EL COÁGULO	EL CEREBRO
EL OXÍGENA	EL PARASITE	EL LUPUS
LA SUTURA		EL PERONÉ

MÉDICO ESPAÑOL PALABRA ENCONTRAR
(SPANISH MEDICAL WORD FIND)

E	L		I	N	T	E	S	T	I	N	O
L	A		R	E	C	Á	M	A	R	A	X
X	X	X	X	X	X	X	X	X	X	X	H
X	F	X	X	X	X	E	L	X	X	O	E
I	R	R	E	G	U	L	A	R	X	L	M
R	E	N	A	L	X		X	X	X	U	A
X	N	X	X	X	X	P	T	X	X	B	N
X	T	X	X	X	X	E	O	X	X	Ó	G
C	E	L	U	L	A	R	S	X	X	L	I
E	L		T	I	B	I	A	X	X		O
X	L	A		C	A	D	E	R	A	L	M
L	A		A	E	R	O	L	Í	N	E	A

LA RECÁMARA	LA CADERA	CELULAR
EL PERIOD	EL LÓBULO	RENAL
HEMANGIOMA	EL TIBIA	LA TOS
LA AEROLÍNEA		IRREGULAR

Médico Español Palabra Encontrar
(SPANISH MEDICAL WORD FIND)

L	A		M	U	Ñ	E	C	A	X	X	X
A	V	X	X	X	X	S	A	L	I	V	A
	Á	X	X	X	X	X	X	X	X	X	B
E	L		I	N	J	E	R	T	O	X	D
S	V	X	X	X	B	U	C	C	A	X	O
P	U	X	X	D	O	R	S	A	L	X	M
A	L	X	X	X	X	X	X	X	L	X	E
L	A		A	G	I	T	A	C	I	Ó	N
D	X	X	X	L	X	X	X	X	X	X	X
A	X	V	I	R	U	S	X	X	A	X	X
X	X	U	X	X	X	X	X	X	X	X	X
X	M	X	X	X	X	X	X	X	X	X	X

EL INJERTO	AXILLA	SALIVA
LA ESPALDA	LA AGITACIÓN	ILIUM
LA MUÑECA	UMBILICUS	VIRUS
BUCCA		DORSAL

Médico Español Palabra Encontrar
(SPANISH MEDICAL WORD FIND)

E	L		B	A	R	C	O	X	X	X	G
E	L		D	Í	G	I	T	O	X	O	X
S	H	I	N	X	X	X	X	X	R	X	X
S	X	X	T	X	X	X	X	D	X	X	X
E	L		C	R	A	N	O	X	X	E	X
C	X	X	X	X	A	X	X	X	X	N	X
B	C	A	R	P	U	S	X	X	X	F	X
A	C	A	I	L	I	X	S	X	X	E	X
X	X	X	X	B	X	X	X	E	X	R	X
T	A	L	U	S	A	X	X	X	R	M	X
X	X	P	X	X	X	C	A	L	L	O	X
X	X	X	X	X	X	X	K	X	X	X	X

ILIAC   EL DÍGITO   SHIN

CARPUS   ABCESS   GORDO

TALUS   CALLO   EL CRÁNEO

PUBIS   EL BARCO

Médico Español Palabra Encontrar
(SPANISH MEDICAL WORD FIND)

X	X	S	X	X	X	X	X	X	X	X	X
X	X	U	X	X	X	X	X	X	X	X	X
X	E	L		H	Í	G	A	D	O	X	X
X	X	O	X	X	X	X	X	O	X	X	X
X	X	B	U	L	I	M	I	A	X	X	X
X	X	L	A		Ó	R	B	I	T	A	X
X	F	I	L	M	A	R	X	X	C	I	X
X	X	X	X	V	X	X	X	I	X	N	X
É	M	B	O	L	O	X	D	X	X	R	X
X	X		X	X	X	X	X	X	X	E	X
E	L		C	U	E	L	L	O	X	H	X
E	L		T	O	B	I	L	L	O	X	X

ÉMBOLO	BULIMIA	FILMAR
LA ÓRBITA	BOLUS	HERNIA
ÉL CUELLO	EL OVARIO	EL HÍGADO
ACID		EL TOBILLO

MÉDICO ESPAÑOL PALABRA ENCONTRAR
(SPANISH MEDICAL WORD FIND)

L	A	X	R	Ó	T	U	L	A	X	X	X
O	A	N	A	S	T	O	M	O	S	I	S
B	U	R	S	A	X	X	X	X	C	X	U
E	X	X	C	X	X	X	X	X	R	I	D
C	X	X	E	L		F	É	M	U	R	O
T	U	B	A	L	A	X	X	X	P	I	R
O	X	X	X	X	X	V	X	X	X	T	X
M	U	S	C	L	E	X	Í	X	X	I	X
Y	X	Y	X	X	X	F	X	C	X	S	X
X	S	X	B	R	A	C	H	I	U	M	X
T	X	X	X	E	X	X	X	X	X	L	X
X	X	X	D	X	X	X	X	X	X	X	X

LOBECTOMY	TUBAL	CRUP
IRITIS	BURSA	BRACHIUM
CYST	ANASTOMOSIS	DEAF
SUDOR		EL FEMUR

Médico Español Palabra Encontrar
(SPANISH MEDICAL WORD FIND)

L	E	U	K	O	P	E	N	I	A	X	X
G	X	X	D	E	C	U	B	I	T	I	S
X	L	X	A	D	R	E	N	A	L	X	X
X	X	U	X	X	X	O	X	X	X	X	X
X	X	X	C	C	T	X	X	X	X	X	X
X	C	O	L	O	R	E	C	T	A	L	X
X	X	X	P	L	S	X	X	X	X	I	X
X	X	Y	X	O	X	A	X	X	X	P	X
X	H	X	X	N	X	X	D	O	N	O	R
X	X	X	X	X	X	X	X	X	X	M	X
X	X	X	X	M	A	T	E	R	I	A	X
X	X	X	X	X	X	X	X	X	X	X	X

DONOR   COLON   ADRENAL

MATERIAL   GLUCOSA   HYPOTONIA

LIPOMA   DISTAL   LEUKOPENIA

COLORECTAL   MATERIAL

17

Médico Español Palabra Encontrar
(SPANISH MEDICAL WORD FIND)

S	Í	N	C	O	P	E	X	X	X	X	X
X	E	X	X	X	X	X	X	X	X	X	X
X	X	B	X	X	X	X	X	X	X	X	X
X	X	X	Á	X	X	X	X	X	X	X	X
X	X	X	X	C	X	A	P	I	C	A	L
C	A	D	Á	V	E	R	X	X	X	X	X
Ó	X	X	X	N	É	O	X	X	X	X	X
R	X	N	P	X	X	R	E	T	I	N	A
N	X	A	X	X	X	X	T	X	X	X	X
E	X	G	X	F	L	E	X	I	Ó	N	X
A	X	R	X	X	X	X	I	N	C	U	S
X	X	O	X	X	X	X	X	X	X	E	X

SEBÁCEO   VÉRTICE   FLEXIÓN

CADAVER   APNEA   INCUS

APICAL   ORGAN   CÓRNEA

RETINA   SÍNCOPE

Médico Español Palabra Encontrar
(SPANISH MEDICAL WORD FIND)

T	X	X	X	X	X	X	X	E	X	X	S
X	O	X	X	X	X	X	A	S	X	I	X
X	L	R	X	X	X	S	X	P	R	X	C
X	E	X	Á	X	O	B	L	I	C	U	O
X	U	X	X	C	X	X	A	N	X	X	R
X	K	X	U	X	I	X	B	A	X	X	N
X	E	M	X	E	X	C	I	L	X	X	E
X	M	X	E	S	T	R	O	G	E	N	A
X	I	X	X	P	X	X	X	X	X	X	L
X	A	X	B	U	R	S	I	T	I	S	X
X	X	X	S	T	E	R	N	A	L	X	X
X	X	X	X	O	B	E	S	I	D	A	D

TORÁCICO	ESPUTO	LABIO
ESTROGEN	IRIS	LEUKEMIA
OBESIDAD	BURSITIS	ESPINAL
OBLICUO		STERNAL

Médico Español Palabra Encontrar
(SPANISH MEDICAL WORD FIND)

C	O	L	P	O	S	C	O	P	Y	X	X
X	X	X	X	X	X	X	X	A	X	X	X
A	N	A	L	G	É	S	I	C	O	X	X
X	X	X	A	X	X	X	X	I	X	X	X
X	R	J	X	E	X	A	M	E	N	X	X
X	A	X	X	O	X	X	X	N	X	X	X
F	L	I	G	A	M	E	N	T	O	X	X
X	U	X	X	X	N	A	X	E	X	X	X
X	C	X	X	X	E	X	R	X	X	X	X
X	A	X	X	X	V	X	X	G	X	X	X
X	M	Ú	S	C	U	L	O	X	X	X	X
X	X	X	L	E	S	I	Ó	N	X	X	X

ANALGÉSICO   MACULAR   LESIÓN

COLPOSCOPY   FAJA   NEVUS

LIGAMENTO   PACIENTE   EXAMEN

MÚSCULO   GRAMO

Médico Español Palabra Encontrar
(SPANISH MEDICAL WORD FIND)

F	X	X	X	X	X	P	Ó	L	I	P	O
X	L	X	X	X	X	E	X	X	X	X	X
A	X	E	N	D	O	C	R	I	N	O	X
R	X	X	B	X	X	I	X	X	X	X	X
C	X	X	X	I	X	B	X	X	X	X	X
O	B	S	T	E	T	R	I	C	I	A	X
X	X	X	X	X	X	I	X	X	X	X	X
E	S	T	R	A	B	I	S	M	O	X	X
X	X	X	T	X	X	X	X	R	X	X	X
X	X	S	M	A	N	Í	A	X	X	X	X
X	I	X	X	X	X	L	E	N	T	E	X
V	X	X	X	X	X	X	X	X	X	X	X

BICEP　　　　　VISTA　　　　　MANÍA

ARCO　　　　　ORAL　　　　　PÓLIPO

ESTRABISMO　　OBSTETRICIA　　LENTE

ENDOCRINO　　　　　　　　　　FLEBITIS

21

Médico Español Palabra Encontrar
(SPANISH MEDICAL WORD FIND)

T	E	R	A	P	I	A	X	X	X	X	X
P	R	O	L	A	P	S	O	X	X	X	X
Y	X	A	E	R	O	S	O	L	X	X	X
O	X	X	C	A	T	S	C	A	N	X	X
D	X	X	T	H	A	L	A	M	U	S	X
E	X	P	X	X	E	X	X	X	X	X	X
R	X	A	N	A	T	O	M	Í	A	X	X
M	X	P	X	X	X	X	S	X	X	X	X
A	X	I	X	X	X	X	X	T	X	X	X
X	X	L	N	E	R	V	I	O	X	X
X	X	L	X	X	X	X	X	X	X	M	X
X	X	A	P	É	N	D	I	C	E	X	Y

TRACHESOTOMY	TERAPIA	PYODERMAC
CATSCAN	APÉNDICE	PAPILLO
ANATOMÍA	THALAMUS	NERVIO
PROLAPSO		AEROSOL

Médico Español Palabra Encontrar
(SPANISH MEDICAL WORD FIND)

G	X	X	X	X	X	X	X	X	X	X	X
X	L	E	S	I	Ó	N	X	X	X	X	X
X	B	Á	S	I	C	O	X	X	X	X	M
X	X	A	N	G	I	O	G	R	A	M	A
X	Q	U	A	D	R	I	C	E	P	X	L
X	X	X	X	X	U	A	X	X	E	X	L
X	C	X	X	X	D	L	X	X	S	X	E
X	X	O	X	E	X	X	A	X	O	X	U
X	B	U	R	S	I	T	I	S	X	X	S
X	X	A	X	I	X	X	X	X	X	X	X
X	X	P	I	T	U	I	T	A	R	I	O
X	X	X	X	H	E	M	A	T	I	C	X

MALLEUS QUADRICEP PITUITARIO

BURSITIS PESO ANGIOGRAMA

HEMATIC CADERA CORIUM

GLÁNDULA BASICO

23

Médico Español Palabra Encontrar
(SPANISH MEDICAL WORD FIND)

K	E	R	A	T	O	S	I	S	S	X	X	X
X	Y	X	X	X	X	X	X	X	X	X	X	X
X	X	P	Y	O	G	E	N	I	C	X	X	
X	X	X	H	D	X	X	X	X	X	X	X	
F	I	B	R	O	U	S	X	X	L	X	X	
X	X	X	X	R	S	X	X	X	A	X	X	
X	X	X	X	S	X	I	X	X		X	X	
X	X	X	X	A	X	X	S	X	R	X	X	
X	X	X	E	L		A	N	D	A	R	X	
X	X	L	A		F	L	E	X	Í	O	N	
X	X	X	X	X	X	X	X	X	Z	X	X	
X	X	X	X	X	X	X	X	X	X	X	X	

MALLEUS   BURSITIS   HEMATIC

KERATOSIS   KYPHOSIS   FIBROUS

DORSAL   EL ANDAR   LA RAÍZ

LA FLEXION   PYOGENIC

Médico Español Palabra Encontrar
(SPANISH MEDICAL WORD FIND)

L	E	S	I	Ó	N	X	X	X	X	L	X
L	A		C	O	S	T	I	L	L	A	X
X	A	X	X	X	X	X	X	X	X		X
D	E	A	F	X	X	X	L	X	X	N	X
X	X	X	E	R	G	U	I	D	O	Á	X
X	X	X	X	X	A	X	P	X	X	U	X
X	X	B	L	A	N	C	O	X	X	S	X
X	X	X	X	X	X	X	T	X	P	E	X
X	X	X	O	B	L	I	Q	U	E	A	X
X	X	X	X	X	X	X	S	X	R	X	X
X	X	X	X	X	X	E	L		G	A	S
X	X	X	X	X	X	X	X	X	X	X	X

FRACTURA	LA COSTILLO	LA NÁUSEA
ERGUIDO	EL GAS	DEAF
LIP	OBLIQUE	LESIÓN
PUS		BLANCO

Médico Español Palabra Encontrar
(SPANISH MEDICAL WORD FIND)

M	I	E	M	B	R	O	X	X	X	X	X
X	E	L		D	O	N	A	N	T	E	X
X	X	N	X	X	X	X	X	X	X	X	X
X	X	D	I	Á	L	I	S	I	S	X	X
X	H	X	X	N	X	X	X	X	T	X	X
X	Í	X	X	X	G	X	D	X	E	X	X
X	G	X	X	N	X	E	X	X	N	X	X
X	A	X	O	X	R	X	A	X	T	X	X
X	D	L	X	M	X	T	A	L	Ó	N	X
X	O	P	I	A	T	E	S	X	X	X	X
C	X	S	E	C	R	E	T	A	R	X	X
X	X	X	X	X	X	X	X	X	X	X	X

EL DONANTE	COLON	STENT
MENINGEAL	OPIATES	HÍGADO
DERMIS	TALON	SECRETAR
DIALYSIS		MIEMBRO

Médico Español Palabra Encontrar
(SPANISH MEDICAL WORD FIND)

E	X	X	X	X	X	X	X	X	X	X	X
E	L		P	O	R	O	X	X	X	X	X
L	A		D	R	O	G	A	X	X	X	X
	X	P	E	L	Í	C	U	L	A	X	X
C	X	X	X	S	X	F	O	C	O	X	X
O	X	X	X	X	T	X	O	X	X	X	A
N	X	X	X	K	E	R	A	T	I	N	D
D	X	X	X	X	A	X	Ó	X	X	X	I
U	X	X	X	Z	X	X	X	G	X	X	P
C	X	X	Ó	X	X	X	X	X	E	X	O
T	X	N	X	M	E	L	A	N	I	N	S
O	X	X	X	E	M	B	A	R	A	Z	O

LA DROGA	EL CONDUCTO	ADIPOSO
MELANIN	EL ESTRÓGEN	CORAZÓN
KERATIN	EMBARAZO	PELÍCULA
EL PORO		FOCO

Médico Español Palabra Encontrar
(SPANISH MEDICAL WORD FIND)

B	R	A	C	H	I	A	L	X	X	X	X
Á	X	X	X	X	X	X	X	X	X	X	X
S	X	X	X	X	X	X	H	O	Y	E	R
I	Ó	V	U	L	O	X	X	X	S	X	X
C	B	I	L	A	T	E	R	A	L	M	X
O	S	T	E	O	T	O	M	Y	A	U	X
X	X	I	X	X	X	X	X	X	P	C	X
X	E	L		C	A	B	E	L	L	O	X
E	P	I	G	L	O	T	I	S	X	S	X
X	X	G	X	X	S	C	L	E	R	A	X
R	H	O	N	C	H	I	X	X	X	X	X
X	X	X	X	X	X	X	X	X	X	X	X

BRACHIAL   MUCOSA   ÓVULO

VITILIGO   EL CABELLO   RHONCHI

OSTEOTOMY   SCLERA   BILATERAL

EPIGLOTTIS   BÁSICO

MÉDICO ESPAÑOL PALABRA ENCONTRAR
(SPANISH MEDICAL WORD FIND)

L	A		O	B	E	S	I	D	A	D	X
S	A	C	R	A	L	X	X	X	X	X	F
X	X		X	A	N	T	E	R	I	O	R
X	X	X	M	X	S	X	X	X	X	X	O
X	X	X	X	E	L		R	I	Ñ	Ó	N
X	X	X	C	X	M	X	X	X	X	X	T
X	N	O	D	O	X	B	X	X	X	X	A
X	A	X	X	X	C	U	R	A	R	X	L
X	C	C	O	R	T	I	C	A	L	X	X
X	I	X	X	X	X	X	X	X	N	X	X
X	D	L	A		C	O	S	T	R	A	X
X	O	X	X	X	X	X	X	X	X	X	X

CORTICAL   SECO   SACRAL

EL RIÑÓN   LA OBESIDAD   NODO

LA COSTAR   FRONTAL   CURAR

LA MEMBRANE   NACIDO

Médico Español Palabra Encontrar
(SPANISH MEDICAL WORD FIND)

E	L		G	A	N	G	L	I	O	S	X
X	N	X	X	X	X	X	X	L	X	U	X
X	X	F	E	B	R	I	L	X	X	O	R
X	X	X	I	X	X	A	X	X	X	R	A
X	X	X	X	S	C	F	X	X	X	O	J
X	X	X	X	X	E	L		T	O	P	O
X	X	S	X	T	X	M	X	X	X	X	R
X	O	X	U	X	X	X	A	P	G	A	R
X	X	S	I	T	E	X	X	X	X	X	A
X	X	X	X	N	U	C	L	E	U	S	X
X	X	X	A	N	D	R	Ó	G	E	N	O
T	R	A	N	S	P	L	A	N	T	A	R

OS	NUCLEUS	EL TOPO
EL GANGLIO	SITE	ENFISEMA
ARROJAR	ANDRÓGENO	FEBRIL
CALLO		APGAR

MÉDICO ESPAÑOL PALABRA ENCONTRAR
(SPANISH MEDICAL WORD FIND)

S	E	B	O	R	R	H	E	A	X	X	X
X	A	X	X	X	X	X	X	X	X	X	X
X	E	L		B	Í	C	E	P	S	X	X
X	X	X	U	X	X	X	X	X	X	U	X
X	X	X	X	D	I	L	A	T	A	R	X
X	X	X	N	X	A	X	X	X	X	E	X
X	X	A	X	C	X	B	X	X	X	A	X
X	L	X	X	O	R	A	L	X	P	X	X
B	X	X	X	D	X	X	X	E	X	X	X
X	C	U	R	E	X	X	R	X	X	X	X
X	X	X	X	R	X	T	X	X	X	X	X
X	X	X	X	X	S	O	D	I	U	M	X

SODIUM	DILATAR	STREP
BLAND	POROUS	SALUDABLE
CURE	UREA	EL BÍCEPS
CODER		SEBORRHEA

31

Médico Español Palabra Encontrar
(SPANISH MEDICAL WORD FIND)

L	L	X	X	X	X	X	K	X	X	X	X
L	A		C	I	T	A	Y	X	X	X	X
X			O	C	C	I	P	I	T	A	L
X	I	X	F	X	X	X	H	X	X	X	X
X	N	X	L	O	R	D	O	S	I	S	X
X	V	X	X	X	S	X	S	X	N	X	X
X	E	X	X	X	X	A	I	X	M	X	X
X	R	X	X	X	O	X	S	X	U	X	X
X	S	X	G	R	A	F	T	X	N	X	X
X	I	X	T	X	X	X	C	I	E	G	O
X	Ó	A	X	X	X	X	X	X	X	X	X
X	N	E	O	N	A	T	O	X	X	X	X

LA FOSA	GRAFT	NEONATO
LORDOSIS	CIEGO	KYPHOSIS
LA INVERSION	INMUNE	AORTA
OCCIPITAL		LA CITA

32

MÉDICO ESPAÑOL PALABRA ENCONTRAR
(SPANISH MEDICAL WORD FIND)

E	L		H	Ú	M	E	R	O	X	X	X
L	L	X	X	X	X	X	X	X	X	G	X
	X		X	M	A	L	A	I	S	E	X
A	X	X	P	A	T	H	O	G	E	N	X
N	X	X	X	O	X	X	X	X	X	I	X
Á	X	D	I	S	T	A	L	X	X	T	X
L	L	X	X	X	X	A	X	X	X	A	X
I	A	X	X	X	X	X	S	X	X	L	X
S	S	X	X	H	E	R	V	I	R	X	X
I	R	X	X	X	X	X	X	X	O	X	X
S	O	B	R	E	S	A	L	I	R	X	X
X	D	Y	S	P	E	P	S	I	A	X	X

DISTAL   EL ANÁLISIS   DYSPEPSIA

DORSAL   EL POTASIO   GENITAL

MALAISE   EL HÚMERO   HERVIR

PATHOGEN   SOBRESALIR

Médico Español Palabra Encontrar
(SPANISH MEDICAL WORD FIND)

I	X	X	X	X	X	X	X	X	X	X	V
X	N	U	C	L	E	I	X	X	X	X	É
X	X	F	X	X	X	X	X	X	X	X	R
X	X	X	E	L		E	J	E	X	X	T
X	X	X	A	R	F	G	X	X	X	X	E
X	X	B	X	X	I	X	X	X	X	X	B
X	O	X	X	R	B	O	C	U	L	A	R
R	X	X	T	X	R	X	R	X	I	X	A
X	X	H	X	X	O	X	X	X	P	X	X
X	X	T	O	N	S	I	L	X	I	X	X
X	X	X	X	X	I	X	X	X	D	X	X
L	A		F	U	S	I	Ó	N	X	X	X

LIPID	LA FUSION	LABOR
INFERIOR	OCULAR	GIRTH
EL EJE	TONSIL	NUCLEI
FIBROSIS		VERTEBRA

34

Médico Español Palabra Encontrar
(SPANISH MEDICAL WORD FIND)

G	L	U	T	E	A	L	X	X	X	X	X
X	X	X	X	L	A	R	N	Y	X	X	X
X	X	X	X		X	X	X	X	X	X	X
X	X	L	O	S		P	I	E	S	X	Y
S	C	A	P	E	L	X	X	X	X	N	X
X	X	X	X	C	X	X	X	X	O	E	X
X	X	X	X	U	X	X	X	T	X	C	X
X	C	E	R	E	B	R	A	L	X	R	X
X	X	P	A	S	M	A	X	X	X	O	X
P	E	R	I	T	O	N	E	U	M	S	X
X	X	X	X	R	I	G	O	R	X	I	X
X	X	B	L	O	A	T	X	X	X	S	X

GLUTEAL	CEREBRAL	RIGOR
EL SECUESTRO	LARYNX	LOS PIES
PERITONEUM	PASMA	SCAPEL
ATONY		NECROSIS

35

Médico Español Palabra Encontrar
(SPANISH MEDICAL WORD FIND)

L	A		C	I	T	O	L	O	G	Í	A
A	A	T	R	O	P	H	Y	X	X	X	X
	X		X	X	X	X	X	X	X	X	X
C	X	X	N	E	O	P	L	A	S	M	A
É	X	X	X	E	L		E	N	A	N	O
L	X	X	X	X	U	X	X	X	X	X	V
U	L	U	M	B	A	R	X	X	X	X	Á
L	X	X	X	X	X	X	O	X	S	X	R
A	X	X	E	L		T	O	N	O	X	I
X	N	X	Ú	N	I	C	O	X	A	X	C
X	X	A	X	X	X	P	X	X	X	X	O
X	X	X	L	X	X	X	X	X	X	X	X

LA CÉLULA	PONS	ÚNICO
LA CITOLOGÍA	NEOPLASMA	EL TONO
LA NEURONA	OVÁRICO	ATROPHY
EL ENANO		ANAL

36

Médico Español Palabra Encontrar
(SPANISH MEDICAL WORD FIND)

E	L		P	L	A	Z	O	X	X	X	X
L	N	X	X	X	A	X	X	X	X	X	E
	X	T	X	X	X		X	X	X	X	X
S	X	L	U	M	B	A	R	X	X	X	T
E	X	X	X	M	X	X	X	A	X	X	E
N	L	A		V	E	N	A	X	Í	X	R
O	A	X	X	X	X	C	X	X	X	Z	N
X	I	X	X	A	U	D	I	T	I	V	O
X	D	X	X	X	X	X	X	D	X	X	X
X	E	E	L		M	U	S	L	O	X	X
X	M	S	A	P	S	X	X	X	X	X	X
X	X	X	X	X	X	X	X	X	X	X	X

SPASM · EL SENO · AUDITIVO

EL MUSLO · LUMBAR · EXTERNO

ENTUMECIDO · LA RAÍZ · EL PLAZO

LA VENA · MEDIAL

Médico Español Palabra Encontrar
(SPANISH MEDICAL WORD FIND)

C	O	R	T	I	C	A	L	X	X	X	X
Y	X	X	C	O	U	M	A	D	I	N	X
S	T	A	T	X	X	O	X	X	X	S	X
T	X	X	X	X	D	X	A	X	D	X	X
O	X	X	X	O	X	X	N	I	X	X	X
C	X	X	N	X	X	X	O	X	P	X	X
E	X		X	X	X	R	M	X	R	X	X
L	L	X	X	H	B	X	A	X	O	X	X
E	A	X	X	I	D	I	L	A	T	A	R
X	B	X	F	L	X	X	Í	X	I	X	A
X	U	X	X	A	X	X	A	X	M	X	Y
X	T	X	X	R	X	X	X	G	E	R	M

COUMADIN	EL NODO	HILAR
TUBAL	STAT	XRAY
FIBROIDS	PROTIME	CYSTOCELE
GERM		ANOMALÍA

38

MÉDICO ESPAÑOL PALABRA ENCONTRAR
(SPANISH MEDICAL WORD FIND)

L	A		R	U	P	T	U	R	A	X	D
A	N	O	R	M	A	L	X	X	X	X	E
	X	X	X	X	X	X	X	X	X	X	H
A	X	E	L		N	Ú	C	L	E	O	Y
D	Y	S	T	R	O	P	H	Y	X	X	D
H	X	X	X	X	X	X	L	X	X	X	R
E	X	L	A		B	I	O	P	S	I	A
S	X	X	E	N	F	E	R	M	O	X	T
I	X	E	L		Á	C	I	D	O	X	E
Ó	X	E	L		R	A	D	I	O	X	X
N	E	L		L	Á	T	E	X	X	X	X
X	X	X	X	X	X	X	X	X	X	X	X

EL RADIO	DEHYDRATE	EL ÁCIDO
ANORMAL	CHLORIDE	EL LÁTEX
ENFERMO	LA RUPTURA	LA BIOPSIA
EL NÚCLEO		LA ADHESIÓN

Médico Español Palabra Encontrar
(SPANISH MEDICAL WORD FIND)

E	L		E	S	T	E	R	N	Ó	N	S
L	A			C	A	B	E	Z	A	I	E
	X	L	A	R	Ó	T	U	L	A	L	
E	X	X	O	X	X	X	X	I	X	X	
S	X	X	X	R	X	X	B	X	X	X	J
T	E	L		D	I	S	C	O	X	X	U
R	X	X	X	X	A	G	X	X	X	X	A
É	X	X	E	L		T	E	N	D	Ó	N
S	L	A		U	N	I	Ó	N	X	X	E
X	X	X	X	X	X	X	X	X	X	X	T
X	X	X	T	H	Y	R	O	X	I	N	E
X	X	X	X	X	X	X	X	X	X	X	X

THYROXINE   EL TENDÓN   EL ESTRÉS

LA UNIÓN   EL JUANETE   EL ESTERNÓN

LA BILIS   LA CABEZA   EL DISCO

EL ORIGEN   LA RÓTULA

MÉDICO ESPAÑOL PALABRA ENCONTRAR
(SPANISH MEDICAL WORD FIND)

X	X	X	X	E	L		A	B	U	S	O
X	X	X	X	L	A		O	N	Z	A	L
X	X	X	L	A		L	E	N	G	U	A
E	X	X	X	X	M	X	X	X	X	X	
L	A		A	G	U	J	A	X	X	X	P
	X	X	X	X	Ñ	X	X	X	X	X	L
M	X	L	A		E	S	P	A	L	D	A
O	X	X	X	X	C	X	X	T	X	X	G
T	X	D	E	C	A	D	R	O	N	X	A
O	X	X	X	X	X	X	X	X	X	X	X
R	X	X	X	X	X	X	X	I	X	X	X
X	X	X	X	B	A	B	I	N	S	K	I

EL MOTOR	LA ONZAL	LA MUÑECA
DECADRON	LA PLAGA	LA LENGUA
LA ESPALDA	LA AGUJA	BABINSKI
EL ABUSO		TOXIN

41

Médico Español Palabra Encontrar
(SPANISH MEDICAL WORD FIND)

P	A	R	I	E	T	A	L	R	X	X	X
X	R	X	X	C	O	R	T	E	X	X	X
X	X	E	X	V	A	G	U	S	X	A	X
X	R	X	M	X	X	X	X	O	X	P	X
X	E	L		A	S	U	N	T	O	H	X
X	C	X	O	P	T	I	C	X	X	A	X
R	E	X	X	X	X	U	X	X	X	S	X
X	I	X	B	I	L	I	R	U	B	I	N
X	V	G	X	X	X	X	X	O	X	C	X
X	E	X	O	X	X	X	X	X	X	X	X
X	R	X	O	R	B	I	T	X	X	X	X
X	X	X	X	X	X	X	X	X	X	X	X

PREMATURE   RECEIVER   PARIETAL

BILIRUBIN   OPTIC   VAGUS

APHASIC   CORTEX   ORBIT

EL ASUNTO   TOSER

42

MÉDICO ESPAÑOL PALABRA ENCONTRAR
(SPANISH MEDICAL WORD FIND)

L	A		M	U	E	R	T	E	X	X	X
X	X	N	X	X	X	X	X	X	X	F	X
X	X	E	T	X	X	X	X	X	Ó	X	X
X	X	U	X	I	X	H	E	R	V	I	R
X	X	R	S	X	G	X	C	O	D	E	R
X	X	O	T	X	X	E	X	X	X	X	X
X	X	N	R	X	P	X	N	X	L	X	F
L	A		E	S	P	O	R	A	X	X	É
X	X	X	P	X	S	E	N	E	L	A	R
L	O	R	D	O	S	I	S	X	X	X	T
F	A	L	L	O	P	I	A	N	X	X	I
X	F	I	S	S	U	R	E	X	X	X	L

LORDOSIS ANTIGEN SPINAL

CODER LA MUERTE FISSURE

SENELAR FORCEPS NEURON

STREP LA ESPORA

43

Médico Español Palabra Encontrar
(SPANISH MEDICAL WORD FIND)

E	X	X	X	X	L	B	X	L	X	X	X
L	X	X	X	L	A		V	O	Z	X	X
	X	X	X	C		X	X	C	X	X	X
B	X	X	I	X	E	X	V	A	L	V	E
O	X	L	X	X	N	X	X	L	X	X	X
C	L	X	X	X	T	X	X	X	X	X	S
I	X	X	H	E	R	N	I	A	X	S	X
O	X	E	L		E	S	Ó	F	A	G	O
X	X	X	X	X	G	X	X	P	X	X	X
L	I	P	O	M	A	X	Y	X	X	X	X
X	X	X	X	E	M	B	O	L	U	S	X
X	X	X	X	X	X	X	X	X	X	X	X

BACILLI	LIPOMA	EMBOLUS
BYPASS	EL ESÓFAGO	LA ENTREGA
LA VOZ	LOCAL	EL BOCIO
HERNIA		VALVE

Médico Español Palabra Encontrar
(SPANISH MEDICAL WORD FIND)

V	X	X	X	X	X	Y	X	X	X	X	X
L	A		N	Á	U	S	E	A	X	H	X
D	X	S	X	X	X	P	S	E	M	E	N
I	X	X	C	X	X	O	X	X	X	M	X
P	X	X	X	U	X	T	X	X	X	O	X
T	X	X	X	X	L	U	X	X	X	L	X
H	X	X	X	X	X	A	X	S	X	Y	X
E	L		P	Á	N	C	R	E	A	S	X
R	X	X	C	O	J	E	A	R	X	I	X
I	X	E	L		A	R	C	O	X	S	X
A	X	I	A	L	X	X	X	U	X	X	X
X	X	D	O	L	O	R	O	S	O	X	X

VASCULAR	AUTOPSY	EL PANCREAS
LA NAUSEA	HEMOLYSIS	SEMEN
EL ARCO	COJEAR	AXIAL
SEROUS		DOLOROSO

Médico Español Palabra Encontrar
(SPANISH MEDICAL WORD FIND)

E	L		T	R	A	U	M	A	X	X	X
E	L		E	S	C	R	O	T	O	X	E
X	A	X	X	X	X	X	X	X	X	X	L
X		X	F	I	S	T	U	L	A	X	X
X	G	X	X	L	X	X	X	X	V	X	A
X	L	X	X	X	U	X	X	X	I	X	T
X	U	X	X	X	X	D	X	X	S	X	R
X	C	X	X	X	R	H	O	N	C	H	I
X	O	R	I	F	I	C	O	X	O	X	O
X	S	X	X	L	A		F	O	S	A	X
L	A		F	O	B	I	A	X	O	X	X
X	X	X	X	X	X	X	X	X	X	X	X

FISTULA	LA FOSA	LA GLUCOSA
LA FOBIA	EL FLUIDO	RHONCHI
EL ATRIO	EL ESCROTO	EL TRAUMA
VISCOSO		ORIFICE

MÉDICO ESPAÑOL PALABRA ENCONTRAR
(SPANISH MEDICAL WORD FIND)

S	I	A	M	É	S	X	X	X	X	X	X
E	L	X	C	O	S	T	U	D	O	X	X
Ñ	X	X	X	X	X	X	X	X	X	X	X
A	X	L	A		C	U	E	R	D	A	X
L	A		E	T	I	Q	U	E	T	A	X
A	X	X	X	V	A	R	I	C	O	S	E
R	X	E	L		E	L	O	T	E	X	X
X	X	X	X	K	Y	P	H	O	S	I	S
X	X	X	L	A		E	S	C	A	L	A
X	X	X	X	X	X	X	X	E	X	X	X
X	C	Y	S	T	O	C	E	L	E	X	X
X	X	F	O	N	T	A	N	E	A	L	X

SEÑALAR SIAMÉS EL ELOTE

EL TRAUMA VARICOSE KYPHOSIS

RECTOCELE LA ETIQUETA LA CUERDA

CYSTOCELE FONTANEAL

47

Médico Español Palabra Encontrar
(SPANISH MEDICAL WORD FIND)

L	A		P	I	E	D	R	A	L	X	X
C	A	L	C	A	N	E	U	S	A	X	X
X	X	X	E	L		B	A	R	C	O	X
R	X	X	E	X	X	X	X	X	C	L	X
E	X	X	X	S	X	X	X	X	E	U	X
T	X	X	X	X	C	X	X	X	R	C	X
I	X	X	X	X	X	A	X	X	V	Á	X
O	H	Y	P	O	D	E	R	M	I	C	X
G	O	N	O	R	R	H	E	A	C	X	X
X	X	X	L	A	S	T	I	M	A	R	X
X	X	L	A		M	É	D	U	L	A	X
X	X	X	X	X	X	X	X	X	X	X	X

GOITER   CÁCULO   LA PIEDRA

LASTIMAR   LA ESCARA   HYPODERMIC

EL BARCO   GONORRHEA   LA MÉDULA

CALCANEUS   LA CERVICAL

MÉDICO ESPAÑOL PALABRA ENCONTRAR (SPANISH MEDICAL WORD FIND)

H	E	M	O	P	T	Y	S	I	S	X	N
X	L	X	X	X	H	X	X	P	X	C	Ó
X		E	L		A	B	O	R	T	O	I
X	S	L	A	X	L	X	I	O	X	N	S
X	Í			X	A	X	R	L	X	J	R
X	N	P	T	X	M	X	T	A	X	O	E
X	D	A	O	X	U	X	A	C	X	I	V
X	R	L	R	X	S	X		T	X	N	N
X	O	A	S	X	X	X	L	I	X	E	I
X	M	D	I	X	X	X	E	N	X	D	
X	E	A	Ó	X	X	X	X	X	X	X	A
X	X	R	N	Ó	I	S	E	L		A	L

LA INVERSION   EL PALADAR   LA TORSIÓN

LA LESION   CONJOINED   HEMOPTYSIS

EL SYNDROME   EL ABORTO   THALAMUS

EL ATRIO   PROLACTIN

Printed in the United States
By Bookmasters